AF495495

INFECTION BILIAIRE ET LITHIASE

ROLE DE LA FIÈVRE TYPHOÏDE

DANS

L'ÉTIOLOGIE DE LA LITHIASE BILIAIRE

PAR

LE Dr DUFOURT (de Vichy)

ANCIEN CHEF DE CLINIQUE DE LA FACULTÉ DE LYON

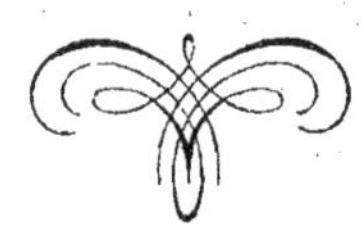

LYON

ASSOCIATION TYPOGRAPHIQUE

Rue de la Barre, 12. — F. PLAN, directeur.

1893

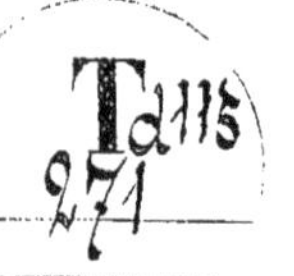

INFECTION BILIAIRE ET LITHIASE

ROLE DE LA FIÈVRE TYPHOÏDE

DANS

L'ÉTIOLOGIE DE LA LITHIASE BILIAIRE

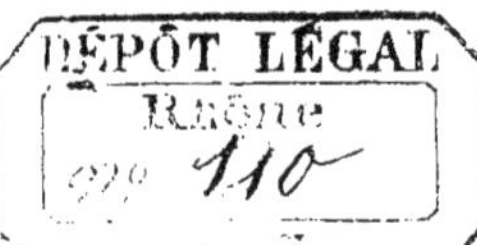

PAR

LE Dr DUFOURT (de Vichy)

ANCIEN CHEF DE CLINIQUE DE LA FACULTÉ DE LYON

LYON

ASSOCIATION TYPOGRAPHIQUE

Rue de la Barre, 12. — F. PLAN, directeur.

1893

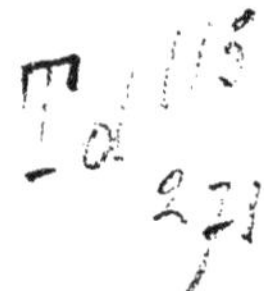

INFECTION BILIAIRE ET LITHIASE

ROLE DE LA FIÈVRE TYPHOÏDE

DANS

L'ÉTIOLOGIE DE LA LITHIASE BILIAIRE (1)

PAR

Le Dr DUFOURT (de Vichy)

Ancien chef de clinique de la Faculté de Lyon.

I

La question des rapports des altérations microbiennes de la bile et de la formation des calculs biliaires ne s'est posée que lorsqu'on a su que la bile pouvait contenir des microorganismes vivants et susceptibles d'y pulluler. Cette constatation est de date récente, et les idées qui régnaient jusqu'à ces dernières années sur le rôle et les propriétés de la bile ne pouvaient être qu'une entrave aux recherches dans cette direction. Longtemps les bactériologistes ont dû être détournés de l'étude de la bile, par la croyance au pouvoir antiseptique de ce liquide. Cependant Stolnikow (2) déjà n'avait pu constater cette action antiputréfiante, et avait admis que la

(1) Extrait de la *Revue de médecine*, avril 1893.

(2) *Zeitschr. f. phys. Chemie*, t. I, 1878.

bile favorisait seulement la résorption des substances facilement fermentescibles.

Du reste, il y avait bien antérieurement, épars dans la littérature médicale, des documents montrant que loin d'être capable d'arrêter le développement des organismes inférieurs, la bile, au contraire, pouvait transmettre la maladie du sujet qui en était porteur (1). Vicq d'Azyr (1778) pour une épidémie bovine, Deidier pour la peste de Marseille (1820), Balocchi (1842) pour la rage, avaient cité des faits à l'appui. Mais nul alors ne soupçonnait la signification de ces mots. septicité, infection, et l'avenir immense qui leur était réservé dans la science contemporaine. De Blainville (1833) vit des vibrions dans la bile. Ch. Robin, faisant la même constatation, déclare qu'on en rencontre dans beaucoup de cadavres, au moment de l'autopsie, mais pas dans la bile de supplicié, c'est-à-dire dans la bile fraîche et pouvant être considérée comme normale.

Nous entrons dans la période actuelle avec les travaux de Maly et Emich, de Lindberger, Bufalini, Charrin et Roger, Kossel et Limbourg. Il résulte des recherches de ces divers expérimentateurs, que la bile ne s'oppose nullement à l'ensemencement microbien des divers milieux de culture, en quelque proportion qu'elle leur soit ajoutée, et que si l'on peut constater une certaine action antiseptique de la bile en terrain acide, cette action est absolument nulle en terrain alcalin, comme le sont le duodénum et l'intestin (Lindberger). Les acides biliaires seuls, et en particulier l'acide taurocholique, seraient antiseptiques dans une faible mesure. B. Corrado a vu se développer très bien les organismes suivants, après séjour de plusieurs heures dans la bile : pneumocoque, bacille d'Eberth, staphylococcus aureus, bacilles du charbon, de la morve.

En fait, la bile normale prise sur un sujet sain, ne contient pas de microbes, et elle reste stérile assez longtemps après la mort. Dans l'état de maladie, quel qu'il soit, il en est souvent

(1) LÉTIENNE. *Arch. de phys.*, t. I, 1892.

autrement; les ensemencements sont positifs dans une notable proportion. M. Létienne (1) a examiné à ce point de vue 42 biles, prises au hasard des autopsies; 24 contenaient des microorganismes soit isolés, soit associés. Les deux espèces le plus fréquemment rencontrées ont été le staphylococcus albus et le bacterium coli commune. La source d'infection est voisine; le tube digestif est habité par une quantité innombrable de microbes, les orifices des canaux excréteurs des glandes annexes qui y débouchent en contiennent toujours. Il en est ainsi pour les conduits des glandes salivaires, pour le canal de Wirsung, pour le cholédoque (Duclaux). Voici, d'après le mémoire de Gessner (2), les microbes que l'on trouve habituellement dans le duodénum : 1° bacterium tholocideum ; 2° bacterium coli commune ; 3° et 4°, deux autres bacilles; 5° et 6°, deux staphylocoques, jaune et jaune orangé ; 7° le streptococcus pyogenes duodenalis.

M. Netter (3) a montré expérimentalement que la bile vésiculaire d'un animal sain étant stérile, si on lie le canal cholédoque au ras de l'intestin, elle devient fertile peu de jours après. L'ascension des microorganismes s'est faite de la partie terminale du cholédoque avoisinant l'intestin, où ils sont en permanence, jusque dans la vésicule. La stagnation de la bile paraît donc être la condition essentielle de son infection par les hôtes de l'intestin ; c'est l'écoulement du liquide par l'orifice de l'ampoule de Vater qui sauvegarde les voies biliaires supérieures. On y a ajouté l'action relativement antiseptique des acides biliaires, et la toxicité de la bilirubine, mais ce sont là sans doute des entraves bien insuffisantes, puisque lorsque la première condition, à savoir la liberté d'écoulement de la bile est supprimée, on trouve les microbes de l'intestin dans la vésicule.

Basé sur les données générales que nous venons d'exposer, il s'est ouvert en pathologie hépatique un chapitre nouveau, celui des infections biliaires, bien étudiées dans le travail de

(1) *Arch. de médecine expérimentale*, 1891.

(2) *Centralblatt f. Bakteriol.*, 1889.

(3) *Progrès méd.*, 1886.

M. Dupré (1), quoique peut-être d'une manière trop compréhensive. Pendant la vie, les microbes peuvent arriver dans les voies biliaires par leurs deux extrémités, soit par les radicules intra-hépatiques, soit par l'orifice terminal du canal cholédoque. Dans le premier cas, ils sont apportés par le sang, veine porte ou artère hépatique; dans le second, ils viennent directement de l'intestin par voie de continuité de la muqueuse. On saisit donc *a priori* deux grandes variétés d'infections biliaires, des infections d'origine hématique et des infections d'origine intestinale. Il est difficile d'être éclairé sur le degré de fréquence relative de ces deux origines. Quand la bile ne présente pas d'altérations et ne contient pas de microorganismes (comme dans les observations II et III du dernier mémoire de M. Girode), le nom même d'infection biliaire est évidemment à rejeter; on ne peut qu'appeler ictères infectieux, au sens le plus général du mot, ces états morbides qui embrassent la pathologie hépatique, depuis l'ictère catarrhal le plus bénin jusqu'à l'ictère grave hémorrhagique.

A notre point de vue, qu'il est bon de rappeler maintenant, à savoir les rapports de l'infection et de la lithiase, les infections biliaires d'origine intestinale nous intéressent surtout. Il faut noter en effet que ce sont les microorganismes à résidence normale ou pathologique dans l'intestin qui se rencontrent le plus fréquemment dans le canal cholédoque et la vésicule comme cause d'accidents, le bacterium coli commune, le staphylococcus aureus, le streptocoque pyogène, le bacille d'Eberth. Mais il y a là des conditions très variables de virulence, et le même microbe que l'on peut trouver dans une vésicule parfaitement saine, provoquera dans une autre des accidents d'inflammation et de suppuration. Nous avons déjà mentionné les recherches de M. Létienne sur des biles recueillies au hasard, 24 sur 42 étaient fertiles, sans que le sujet porteur ait eu d'accidents de ce côté, sauf deux ou trois exceptions; le bacterium coli commune en

(1) Th. de Paris, 1891.

particulier était présent 11 fois. Dans un certain nombre de cas au contraire, le coli commune a été rencontré comme agent unique de la suppuration des voies biliaires et des abcès du foie. Il en est de même du bacille d'Eberth dont le pouvoir pyogène n'est plus à démontrer actuellement. Les expériences de MM. Charrin et Roger (1) ont approfondi ce côté de la question. Ils ont fait des injections de culture de coli commune dans le cholédoque en passant par le duodénum (procédé de Roger), et ont vu évoluer des accidents bien différents suivant qu'ils se servaient d'une culture très virulente ou d'une culture atténuee par des ensemencements successifs. Dans le premier cas, la mort survenait rapidement avec des lésions de périangiocholite et des abcès intra-lobulaires. Dans le second cas, le processus localisé autour des canaux biliaires, paraissait revêtir une marche chronique, capable peut-être d'aboutir à une cirrhose biliaire.

Nous savons que les recherches de M. Netter montrent que la cause favorisante par excellence de l'infection de la bile est la stagnation de ce liquide. MM. Charcot et Gombault, dans leur mémoire classique sur les effet de la ligature du canal cholédoque, avaient trouvé déjà des vibrions dans les voies biliaires, et leur avaient réservé une part pathogénique dans les lésions et les accidents de la lithiase. Cette affection est particulièrement apte à entraver l'écoulement de la bile d'une façon temporaire ou permanente. Aussi rencontre-t-on des calculs dans un grand nombre des cas d'angiocholite suppurée. Il est facile de comprendre que la présence de corps étrangers est pour la muqueuse une cause d'irritation qui favorise la pullulation microbienne. S'il se produit une érosion de la paroi, ce qui est assez fréquent au contact de masses plus ou moins rugueuses, anguleuses, c'est une porte d'entrée par laquelle l'agent infectieux se précipite et envahit l'économie. D'où les accès si caractéristiques de la fièvre intermittente hépatique. Il s'agit dans ces cas d'infections secondaires à la lithiase; c'est une étude déjà bien

(1) Société de biologie, 1892.

documentée à l'heure actuelle, et trop étendue pour que nous nous y engagions en ce moment. Mais peut-on renverser les termes de la proposition ? et existe-t-il une lithiase secondaire à l'infection biliaire.

II

Deux théories se sont toujours partagé le monde médical au sujet de la formation des calculs biliaires ; la théorie humorale a surtout été défendue en France, la théorie anatomo-pathologique a eu plus de partisans outre-Rhin. Depuis longtemps la coïncidence des calculs hépatiques et des calculs urinaires avait été signalée (Bianchi, Morgagni, Fauconneau-Dufresne). Villemin, Sénac avaient insisté sur les rapports de la goutte et de la lithiase biliaire, M. Bouchard s'appuyant sur ces observations et sur un certain nombre de faits lui appartenant, où la recherche des antécédents tant héréditaires que personnels a été soigneusement pratiquée, a rattaché la lithiase biliaire à sa grande conception des maladies par ralentissement de la nutrition. Au point de vue local, voici les conditions que M. Bouchard indique comme nécessaires pour empêcher la précipitation de la cholestérine, c'est-à-dire la formation des calculs : abondance modérée de cholestérine ; présence des acides gras ; abondance des acides biliaires ; abondance de potasse et de soude ; minime proportion de chaux ; minime proportion des autres acides organiques, afin que l'alcalinité ne soit pas neutralisée. Ces propositions sont difficiles à contester ; mais la question est de savoir si les troubles de la sécrétion biliaire sont sous la dépendance d'un état général, d'un trouble de la nutrition, ou s'il s'agit simplement d'une viciation du liquide par l'altération primitive des parois qui le contiennent.

Cette dernière opinion a eu des adhérents depuis Bouisson, Lobstein. La formation des calculs serait secondaire à l'inflammation des voies biliaires; il y aurait d'abord catarrhe, sécrétion de mucus contenant des cellules épithéliales, de la chaux, qui seraient le point de départ de la précipitation de la cholestérine; c'est la théorie du catarrhe lithogène de Meckel. M. V. Ollier lui a apporté une contribution importante dans un mémoire paru en 1889. Après la critique de la théorie humorale, il conclut de ses observations personnelles que la dyspepsie ancienne se recontre dans plus de 37 °/₀ des cas de lithiase (1). Il émet l'opinion que le lien entre les deux affections serait la congestion du foie secondaire à la dyspepsie. Il nous paraît assez difficile de montrer comment la congestion du foie peut entraîner la formation de calculs. On admettrait plus volontiers une propagation du catarrhe gastro-duodénal aux voies biliaires. Naunyn (2) a repris et complété la théorie de l'angiocholite dans un livre paru l'an dernier, livre qui a reçu l'accueil le plus favorable en Allemagne, et auquel nous allons faire de nombreux emprunts.

Les expériences de Jankau, Thomas, Kausch les ont amenés aux conclusions suivantes: la teneur en cholestérine de la bile est indépendante de l'ingestion de la cholestérine; les différents régimes alimentaires (graisse, viande, hydrocarbonés) ne changent pas la proportion de cholestérine de la bile; cette proportion ne varie pas non plus sensiblement dans un certain nombre de maladies. Naunyn fait remarquer en outre que quelques sécrétions, celle de la bronchite chronique par exemple, le pus, peuvent contenir autant et plus de cholestérine que la bile. Sur ces prémisses physiologiques, Naunyn conclut que la cholestérine est un produit de sécrétion non des cellules du foie, mais de la paroi des vaisseaux excréteurs et de la vésicule.

Il nous semble qu'un certain nombre d'objections peuvent être opposées (3). En premier lieu, nous ne savons nullement

(1) Nous sommes arrivé à un chiffre analogue pour les observations que nous possédons.

(2) *Klinik der Cholelithiasis.* Leipzig, Vogel, 1892.

(3) Stadelman a déjà fait la critique des expériences de Thomas : *Der Icterus und seine verschiedenen Formen.* Stuttgart, Enke, 1891, p. 57.

quelles sont les transformations que la cholestérine ingérée subit dans l'économie, et le fait de ne pas voir augmenter la cholestérine de la bile sous cette influence n'est pas surprenant. En second lieu, si les divers régimes alimentaires essayés par les auteurs n'ont pas fait varier sensiblement la proportion de cholestérine de la bile, cela prouve qu'il s'agit d'une dyscrasie que l'expérimentation est impuissante à créer. En troisième lieu, Kausch a trouvé l'augmentation de la cholestérine précisément dans la bile des sujets dont la vésicule contenait des calculs, il resterait donc à démontrer que cette augmentation provenait bien de la sécrétion des parois de la vésicule, et non du foie lui-même, c'est-à-dire d'un trouble de la nutrition générale. Enfin, il est difficile de comparer une humeur normale comme la bile à une sécrétion pathologique comme le pus, ou un mucus chargé de débris cellulaires dégénérés produit par des surfaces enflammées. Naunyn, qui avoue cette difficulté, tend à admettre qu'il pourrait y avoir régulièrement dans les voies biliaires des phénomènes semblables, la bile constituant un poison protoplasmique (protoplasmagift). Nous avons vu que les recherches contemporaines avaient privé en grande partie la bile de ses propriétés antiseptiques, elles l'ont privée aussi de son pouvoir nocif sur les tissus. L'ouverture des voies biliaires dans le péritoine ne produit aucun accident, si la bile n'est pas préalablement infectée par des agents pathogènes; la bile injectée sous la peau se résorbe purement et simplement. On estimera sans doute que dans ces conditions on ne peut guère conserver à la bile *in toto* l'épithèse de poison protoplasmique.

Quoi qu'il en soit du point de physiologie normale qui vient de nous occuper, voici d'après Naunyn comment se formeraient les calculs hépatiques. Les premières traces du noyau consisteraient en un détritus de cellules épithéliales, converties ou non en de petites masses sédimenteuses, amorphes. Sous l'influence de la sécrétion muqueuse contenant de l'albumine et de la chaux, la matière colorante se précipite (1).

(1) L'albumine favorise la séparation du composé de bilirubine et de chaux, que l'on rencontre si souvent dans les calculs biliaires. « On peut

Le noyau mou reçoit une capsule formée d'un composé de bilirubine et de chaux. Ce noyau ainsi entouré se dessèche, et sur la capsule se superposent des couches successives de matière colorante et de cholestérine. La cholestérine, une fois déposée, subit une cristallisation ultérieure du centre à la périphérie. Naunyn croit en outre que la cholestérine peut pénétrer de l'extérieur à l'intérieur du calcul, en l'accroissant ainsi, par de petits canaux qu'il aurait découverts, et désigne sous le nom de canaup d'infiltration.

Dans la discussion sur la lithiase biliaire du Congrès de Wiesbaden de 1891, où Naunyn était rapporteur, un certain nombre de membres (Schrœder, Fürbringer, Mosler) admirent qu'à l'origine de l'angiocholite lithogène, il fallait placer l'infection. Ce ne serait donc qu'en suite de l'inflammation provoquée par un agent pathogène organisé, que la lithiase se développerait. En France, l'idée avait été présentée quelques années auparavant par M. Galippe, dans une note à propos des calculs salivaires, qu'il démontrait secondaires à l'envahissement de la glande par les microorganismes; il généralisait brièvement ses conclusions aux calculs urinaires et biliaires, et disait avoir trouvé des microbes dans ces derniers (1). La vérification expérimentale de l'infection primitive à la lithiase n'a pu être faite encore : on n'a pu réussir à obtenir la production artificielle de calculs biliaires, ni même l'accroissement de calculs introduits dans la vésicule. On voit au contraire dans ce dernier cas les calculs diminuer de volume et disparaître au bout d'un certain temps (2). Ce qui,

ajouter une certaine quantité de carbonate de chaux dissous dans l'acide carbonique à une solution neutre de bilirubine dans l'ammoniaque sans qu'il se forme un précipité; il ne se forme pas pendant un repos prolongé, si l'on empêche le départ de l'acide carbonique. Mais si l'on ajoute un peu d'albumine, la bilirubine et la chaux se séparent, et on trouve aussi dans le précipité du carbonate de chaux. L'albumine amène également la séparation de la bilirubine et de la chaux dans la bile et les solutions de glycocholate de soude, qui contiennent de la bilirubine; simultanément, le glycocholate de chaux se précipite abondamment. » NAUNYN. *Loc. cit.*, p. 19.

(1) *Journal des connaissances médicales*, 25 mars 1886.

(2) Les expériences de Labes et de Naunyn à ce sujet méritent d'être rapportées. Voici l'une de ces dernières. On introduisit dans la bile d'un chien sans ligature du conduit :

soit dit en passant, permet de ne pas nier absolument la possibilité de la dissolution spontanée ou provoquée des pierres formées dans l'économie. Mais si l'on prouvait l'existence fréquente de microorganismes au centre même du calcul, témoins d'une infection biliaire contemporaine de sa formation; si, d'autre part, on voyait survenir dans un nombre important de cas la lithiase à la suite de maladies générales dont l'infection s'étend assez souvent aux voies biliaires, on aurait des arguments d'une valeur incontestable pour établir la réalité de l'angiocholite infectieuse cause de la lithiase.

Le premier ordre de preuves semble déjà *a priori* difficile à fournir. Il est très admissible que les manifestations de la vie soient définitivement éteintes chez des organismes enfermés au milieu d'une agglomération compacte, contenant à l'état de concentration des substances dont certaines jouissent de quelque pouvoir antiseptique. En fait, M. Galippe est le seul auteur, à notre connaissance, qui ait trouvé des microbes dans les calculs biliaires. Dans le laboratoire de M. Arloing, nous avons mis en culture avec les précautions nécessaires les noyaux pulvérisés de quinze calculs de notre collection; les milieux sont toujours restés stériles. Il faut ajouter qu'aucun de ces calculs ne provenait de malades chez lesquels l'origine infectieuse fût probable.

Il nous reste à puiser dans la clinique, et là nous trouverons des faits dont l'importance est facile à mettre en lumière.

III

C'est dans la fièvre typhoïde qu'on a pu, jusqu'à présent, le mieux étudier les lésions amenées par l'inflammation de

1° Un morceau cristallin d'une pierre de cholestérine, du poids de 0,365 (desséché à l'air);

2° Une pierre creuse de cholestérine très riche en bilirubine et en chaux, du poids de 0,257;

3° Une pareille pierre, du poids de 0,081;

4° Une petite pierre formée du composé de bilirubine et de chaux, du poids de 0,048.

Le chien fut tué deux mois après. Les pierres 3 et 4 avaient disparu de la vessie. Le n° 2 desséché pesait seulement encore 0,085 et le n° 1 0,088.

la vésicule biliaire. On sait depuis longtemps que la cholécystite simple, phlegmoneuse ou gangréneuse, y est relativement fréquente. Aux 18 cas que Hagenmüller (1) avait pu réunir en 1876, sont venus s'ajouter nombre d'autres. Quant à la nature microbienne de la cholécystite dans ces faits, elle était déjà démontrée par la péritonite suraiguë qui survient dans le cas de rupture de la vésicule au cours de la dothiénentérie. Nous savons en effet que quand la bile n'est pas infectée, elle peut s'épancher dans le péritoine, sans qu'il en résulte aucun accident. De plus, on a pu caractériser dans la vésicule malade, le bacille d'Eberth, le bacterium coli commune, le streptocoque pyogène (Dupré, Gilbert et Girode, Malvoz).

M. Bernheim (2) avait déjà supposé le rôle possible de la fièvre typhoïde vis-à-vis de la lithiase biliaire. « J'ai vu, dit-il, trois ou quatre fois, de véritables accès de colique hépatique survenir pendant le cours de la fièvre typhoïde, chez des malades qui n'en avaient jamais présenté auparavant. La fièvre typhoïde produirait-elle une altération ou une stagnation de la bile susceptible de déterminer chez les sujets prédisposés de la lithiase ? Le catarrhe gastro-intestinal typhique peut, on le conçoit, se propager aux voies biliaires. » M. Dupré a repris l'hypothèse de M. Bernheim dans son important travail et fourni à son appui des faits dont l'un, bien remarquable, montre l'éclosion des accidents de la lithiase huit mois après une fièvre typhoïde : ces accidents entraînèrent la mort et l'autopsie révéla des calculs, de l'angiocholite, de la dégénérescence granulo-graisseuse du parenchyme hépatique, et la présence du bacille d'Eberth seul, comme cause de toutes ces lésions. La bile avait donc pu rester infectée par le microbe de la dothiénentérie, sans aucun signe de réaction appréciable ; ce n'est que le jour où la vésicule est devenue intolérante pour les calculs, que les accidents ont apparu.

Mais les observations semblables sont encore exception-

(1) Th. de Paris, 1876.

(2) Art. « Ictère » du *Dict. encycl.*, 1889.

nelles. Nous plaçant sur le terrain clinique, il nous a paru intéressant de rechercher dans les faits que nous avons recueillis, ceux où la dothiénentérie pouvait être incriminée dans l'étiologie de la lithiase biliaire. Nous voyons notée chez 19 de nos lithiasiques, 13 femmes et 6 hommes, l'existence d'une fièvre typhoïde antérieure. Il n'y a rien à signaler sous le rapport de l'âge essentiellement variable de ces malades. Chez aucun d'eux il n'y avait eu de signes de lithiase avant la fièvre typhoïde. Chez 12, la 1re colique hépatique survint moins de six mois après la terminaison de le maladie primitive. Mais cette dernière était achevée chez tous ; il y avait eu un intervalle d'apyrexie assez prolongé. Nous trouvons deux fois les accidents lithiasiques dans le 2e mois, six fois dans le 3e mois, trois fois dans le 4e mois, et une fois dans le 5e. Il s'agissait le plus souvent de dothiénentérie à forme grave, mais n'ayant pas présenté de symptomatologie hépatique spéciale ; dans un cas seulement, il y eut pendant le cours de la maladie un peu de douleur dans la région de la vésicule, une légère teinte subictérique, et le médecin traitant porta le diagnostic de cholécystite, cela fut très passager ; les coliques hépatiques apparurent seulement deux mois après. En consultant le travail de Hagenmüller, on voit en effet que souvent la cholécystite typhoïde est une trouvaille d'autopsie. Sur ses 18 observations, 11 portent la mention « ignorée pendant la vie ». La vésicule peut même devenir gangréneuse, sans que le médecin soit averti autrement que par la rupture et de la péritonite suraiguë qui en est la suite.

Chez sept de nos malades, il y eut plus de six mois d'intervalle entre la dothiénentérie et la première colique hépatique. Cinq nous paraissent à mettre hors de cause, l'intervalle ayant été de 10 (2 fois), 12, 15 et 25 ans, et bien d'autres conditions ayant pu jouer un rôle plus actif vis-à-vis de la lithiase. Il nous reste deux malades, un homme de 30 ans et une femme de 63 ans. Le premier a eu une fièvre typhoïde grave contractée en Afrique il y a six ans ; mais il est très affirmatif sur ce fait que depuis cette époque, il a toujours souffert de son foie, tantôt après le repas, tantôt dans les grands mouvements du bras droit, quelquefois la nuit; du reste, aucune habitude alcoolique, régime sobre, pas d'autre altération de la santé, mère et un frère morts de tuberculose pulmonaire. Dans ce cas, il nous paraît légitime de faire remonter à la dothiénentérie l'angiocholite dont la lithiase a été la conséquence. Nous savons que l'infection de la bile peut exister sans signes appréciables. Et ici il y avait une réaction indiquant un processus d'ailleurs difficile à déterminer: la région hépatique était souvent douloureuse et le malade s'attendait lui-même à avoir des accidents plus sérieux de ce côté. Il est possible que les calculs fussent formés depuis assez longtemps au moment de l'apparition de la première colique.

Notre seconde malade avait eu sa fièvre typhoïde huit ans auparavant, et depuis cette époque, comme dans la précédente observation, il y avait toujours eu quelques douleurs dans la région de l'hypochondre droit, et même en arrière jusqu'au niveau de l'épaule ; il convient d'ajouter que la malade déclarait avoir eu pendant sa maladie primitive une complication pulmonaire à droite; il n'en restait aucune trace à l'examen de la main et de l'oreille. Nous pensons que l'on peut appliquer le même raisonnement dans ce cas, et admettre que la fièvre typhoïde a déterminé une angiocholite qui a entraîné la formation de calculs à une époque difficile à préciser, d'autant plus que, comme on le sait, la lithiase biliaire peut rester longtemps ou toujours latente chez les vieillards.

L'objection la plus simple contre la valeur de ces faits au point de vue qui nous occupe serait que les calculs biliaires existaient déjà au moment de l'apparition de la dothiénentérie. Rien ne permet de le supposer. Nos malades n'avaient jamais présenté antérieurement de troubles du côté du foie ni des voies biliaires. L'objection aurait une certaine vraisemblance si l'infection typhique ne portait qu'exceptionnellement sur ces organes, mais on sait depuis longtemps qu'il en est autrement. Du reste, en se reportant au mémoire de Hagenmüller, on ne peut y noter que dans un cas la présence de calculs, qui auraient été alors primitifs, la formation des calculs demandant toujours un certain laps de temps. Dans ce fait, celui de Saunder, on trouva de nombreuses concrétions dans la vésicule d'une malade morte à la huitième semaine; il y avait eu des coliques hépatiques au deuxième septénaire, et même ici l'existence des calculs, antérieurs à la fièvre typhoïde, n'est pas absolument démontrée.

Nous avons donc un total de quatorze observations, dans lesquelles on peut légitimement dire, infection biliaire d'origine typhique, inflammation de la muqueuse des voies biliaires, lithiase consécutive. L'agent causal de l'angiocholite typhoïde n'est pas toujours le bacille d'Eberth; on a trouvé aussi le coli commune, le streptocoque pyogène, et sans entrer dans la discussion toujours ouverte des rapports ou de l'identité du coli commune et de l'Eberth, il est probable que d'autres microorganismes encore, venus de l'intestin, sont capables de provoquer l'inflammation des voies biliaires au cours de la dothiénentérie. Cette maladie produit dans tout l'intestin des lésions graves, à la suite desquelles les fermentations intestinales sont augmentées dans une proportion considérable; la haute toxicité de l'urine, l'abondance des acides sulfo-conjugués dans l'urine suffiraient à le démontrer. Cela nous indique une activité spéciale des microbes préexistants ou surajoutés, qui tendent à quitter leur habitat normal pour envahir les cavités voisines.

On peut se demander si l'infection des voies biliaires, tout en étant d'origine intestinale, ne pourrait se faire par la veine porte, d'autant qu'il existe des ulcérations intestinales qui serviraient de porte d'entrée. Il n'est pas impossible que les choses se passent ainsi dans certains cas, mais il faut remarquer que dans les abcès du foie, secondaires à la dysenterie par exemple, on ne trouve pas le plus souvent de microorganismes (Kartulis, Laveran, Arnaud et d'Astros). Dans le cas de Veillon et Jayle (1), le bacterium coli commune ne fut constaté que secondairement dans le pus de l'abcès, une première recherche de M. Netter avait été négative. Les parasites intestinaux ne semblent donc avoir que peu de

(1) Société de biologie, 1891.

tendances à choisir la voie de la veine porte, même dans le cas d'ulcérations.

Nous n'avons d'ailleurs pas l'intention de nier l'influence que peuvent avoir sur la formation des calculs un certain nombre de circonstances adjuvantes reconnues depuis longtemps, à commencer par le sexe, la grossesse et toutes les conditions qui facilitent la stagnation de la bile. En effet, sur les 14 observations de lithiase biliaire post-typhoïdique que nous possédons, il y 10 femmes et 4 hommes, proportion qui est à peu près conforme à la statistique générale de la fréquence de la maladie. La fièvre est du reste à elle seule une cause de diminution du courant biliaire qui va du foie à l'intestin. Pisenti (1) a pu constater que la bile est diminuée de moitié à un tiers pendant la fièvre septique ou calorique (obtenue artificiellement en chauffant l'animal). La diminution porte sur l'eau et les matériaux solides, si la fièvre est septique, dans ce dernier cas aussi, le mucus augmente.

L'infection biliaire d'origine typhique n'est sans doute pas la seule qui puisse provoquer secondairement la formation de calculs. Depuis les recherches de MM. Chauffard, Arnould surtout, on tend à considérer l'ictère catarrhal comme le premier anneau d'une chaîne qui s'étend jusqu'à l'ictère grave le plus rapidement fatal en passant par une multiplicité de formes de gravité variable, maladie de Weill, ictère pseudo-grave, typhus hépatique, etc. Si l'on a pu croire au début de ces études qu'il s'agissait d'auto-intoxication, actuellement on peut dire infection, la première étant du reste une conséquence de la seconde. Nous possédons 2 observations, celle d'une femme de 50 ans, qui n'avait d'autres antécédent morbide que du rhumatisme musculaire, et celle d'un homme de 52 ans, robuste paysan, dans lesquelles un ictère catarrhal a précédé le premier accès de colique hépatique.

Chez la première, la maladie avait duré 15 jours, il y avait de l'embarras gastrique, des vomissements, de la fièvre,

(1) *Arch. f. experim. path. und pharm.*, 1886.

de l'ictère; deux mois après apparaissait un accès de colique hépatique avec un ictère qui dura trois jours. Chez le second, les phénomènes généraux à peu près semblables n'avaient duré que huit jours; trois semaines après le rétablissement complet de la santé, douleur profonde dans l'hypochondre droit pendant trois heures, suivie de subictère et de coloration acajou des urines. On pourrait considérer l'ictère catarrhal chez nos deux malades comme une infection sous la dépendance de la lithiase préexistante et fruste, les lésions de la lithiase servant de porte d'entrée à l'agent pathogène. En réalité, nous n'avons aucune raison de croire que la lithiase existait auparavant, et il est plus légitime d'admettre l'ordre de succession des faits tel que nous avons pu le constater, sans recourir à des hypothèses. Ici encore nous dirons infection biliaire primitive, angiocholite, lithiase biliaire consécutive.

Quant au mécanisme intime de la formation des cholélithes dans ces cas, la théorie de Naunyn, que nous avons exposée, nous paraît plausible, et nous n'y reviendrons pas. Mais cette théorie, à laquelle nous avons essayé d'apporter un appui, est-elle exclusive, et ne faut-il voir dans la lithiase biliaire qu'une affection locale, totalement indépendante du mode de nutrition générale de celui qui en est atteint? Nous ne le croyons pas.

IV

Rien n'est plus démonstratif, au point de vue de l'existence d'une lithiase biliaire, maladie dyscrasique, intimement liée à l'arthritisme, que les statistiques qu'a publiées M. Bouchard. Il paraît incontestable que la lithiase se rencontre de préférence dans certaines familles, associée à une série de prédispositions ou d'actes morbides de même origine. Certes, toute statistique est une arme à deux tranchants, suivant la manière dont elle est faite. Celle qui nous est personnelle ne paraît pas confirmative de l'opinion que nous soutenons, si on l'envisage en bloc (1). Sur 165 cas de lithiase biliaire où la recherche des associations morbides a été faite, nous trouvons 29 fois le rhumatisme chronique, 15 fois le diabète, 13 fois la goutte, 18 fois la gravelle urique, 15 fois l'obésité très accusée, 17 fois la migraine. Chez les parents de ces malades, on note 19 fois le rhumatisme chronique, 25 fois la goutte, 20 fois le diabète, 10 fois le cancer, 36 fois la lithiase biliaire. Ces chiffres ne parlent pas à l'esprit, cependant il faut remarquer dans notre série la fréquence de la lithiase biliaire chez les ascendants. Mais si l'on examine les observations individuellement, la conviction naît d'elle-même. Nous en citerons très brièvement quelques-unes, avec les numéros qu'elles portent dans nos notes :

Obs. VI. — F. de 60 ans, a eu sa première colique hépatique à 18 ans. — Foie hypertrophié, rhumatisme déformant, diabète, colique néphrétique. — Grand-père goutteux, père avait de la lithiasc biliaire.

Obs. VIII. — F. de 30 ans, a eu sa première colique hépatique l'an dernier. Migraineuse, rhumatisante, obèse, diabétique. — Grand-père et un oncle diabétiques. — Père et mère diabétiques, rhumatisants.

Obs. XXXVI. — F. de 55 ans. Goutte, diabète, coliques néphrétiques. Les coliques hépatiques ont été le premier phénomène de la série. — Grand'mère était goutteuse vraie.

Obs. LXXXII. — F. de 62 ans. Première colique hépatique à 40 ans. Rhumatisme chronique; foie volumineux —

(1) Il y a lieu de faire quelques remarques au sujet des statistiques de ce genre, dont on saisit bien toutes les défectuosités lorsqu'on veut les établir. Il s'agit souvent de sujets jeunes, chez lesquels la lithiase biliaire est le premier phénomène d'une série qui ne se complétera que plus tard. La recherche de l'histoire morbide des ascendants ne tombe pas en général sous cette objection ; mais alors on se heurte à des ignorances quelquefois voulues, le plus souvent réelles. Les malades, qu'il faut presser de questions pour en obtenir leurs antécédents personnels, n'ont parfois aucune donnée sur la vie pathologique de leurs parents, ou leurs renseignements sont trop confus pour pouvoir être utilisés. C'est pourquoi nous pensons que notre statistique ne peut pécher que par défaut et que nos chiffres sont plutôt inférieurs à la réalité.

Père goutteux, frère goutteux. Une fille a des coliques hépatiques.

Obs. LXXXIII. — F, de 32 ans. — Son père et ses deux sœurs sont atteints de lithiase biliaire. — Première colique hépatique il y a deux ans.

Obs. LXXXIV. — F. de 36 ans. Dyspeptique depuis l'âge de 17 ans. Première colique hépatique à 20 ans, après une grossesse. Un de ses enfants a eu, à 7 ans, une colique hépatique avec ictère. Un autre, à 4 ans, a eu des accidents analogues sans ictère, dont la nature est difficile à préciser. — Son père et sa mère ont eu tous deux des crises de lithiase biliaire.

Obs. LXXXVIII. — F. de 55 ans. A eu plusieurs enfants, tous migraineux. Obèse, la première colique hépatique est survenue à 35 ans. — Père cancéreux, deux frères goutteux, un frère atteint de lithiase biliaire.

Obs. XCVIII. — F. de 50 ans. Obèse, a eu des coliques hépatiques depuis trois ans. Elle a deux enfants, l'un est goutteux, l'autre a de la lithiase biliaire. — Deux de ses frères sont rhumatisants ; sa mère, après de nombreux accès de colique hépatique, a succombé à l'ictère chronique, dû à une obstruction du canal cholédoque.

Obs. C. — F. de 34 ans. Coliques hépatiques depuis cinq. ans. Obèse, foie hypertrophié, coliques néphrétiques. — Son père et un frère sont atteints de lithiase biliaire.

Obs. CI. — F. de 24 ans, a eu sa première colique hépatique après son premier enfant. — Sa grand'mère et sa mère ont aussi des coliques hépatiques.

Obs. CVIII. — H. de 42 ans, rhumatisant. Son père, un frère, une sœur ont eu de la lithiase biliaire. Premiere colique l'an dernier.

Obs. CVI. — H. de 58 ans, rhumatisant. Glycosurie intermittente, a eu sa première colique hépatique il y a trois ans après un grand chagrin, vient de mourir de cancer de l'intestin. — Sa mère était rhumatisante. Sa fille unique a eu des coliques hépatiques. Deux de ses frères, qui vivent encore, sont diabétiques.

Obs. CXV. — F. de 35 ans. Son père est mort de cirrhose du foie, sur la nature de laquelle nous n'avons pas de renseignements. Sa mère a des coliques hépatiques. Son père est goutteux. Les crises de lithiase biliaire ont apparu chez elle il y a trois ans.

Nous avons encore bon nombre d'observations analogues, mais il n'y aurait pas grand intérêt à allonger cette énumération. Toutes tendent à démontrer l'existence d'un groupement particulier d'affections, produits d'une dyscrasie spéciale, qu'on a qualifiée depuis longtemps du nom d'arthritisme, et à la conception pathogénique desquelles M. Bouchard s'est élevé dans son livre des maladies par ralentissement de la nutrition.

Si la production des maladies infectieuses est maintenant du ressort de la médecine expérimentale, depuis que nous en connaissons les agents et savons les manier, il n'en est pas de même pour les maladies de la nutrition. Aucun expérimentateur n'est parvenu à reproduire les lithiases biliaire ou urinaire, telles que nous les rencontrons en clinique. M. Tuffier (1) a essayé sans succès d'amener de la gravelle urique en nourrissant des animaux exclusivement avec de la viande rouge. Il n'a pas vu non plus de concrétions phosphatiques chez des chiens nourris avec de la poudre d'os. Mais dàs 1889, Ebstein et Nicolaier avaient annoncé qu'ils avaient pu produire de la gravelle. en faisant ingérer de l'oxamide, corps voisin de l'acide oxalique. Ces expériences ont pu être répétées par M. Tuffier : chez un chien auquel on donne de 4 à 6 grammes d'oxamide par jour, on trouve dans le rein et dans l'uretère de véritables calculs jaunâtres, de volume variable. Ces calculs se forment en dehors de toute intervention microbienne, on ne trouve de microorganismes ni à la surface, ni dans le noyau. L'on saisit immédiatement l'importance de ces faits en pathologie générale

(1) Société de biologie, 24 décembre 1892.

et au point de vue particulier de la pathogénie de la lithiase biliaire, dont les analogies sont intimes avec la lithiase rénale. Ils nous démontrent qu'une dyscrasie suffit à entraîner dans les voix d'excrétion, la précipitation d'une substance soluble dans les humeurs de l'économie, sans altération locale, sans intervention d'un agent infectieux quelconque.

Il semble donc qu'il y ait deux variétés de lithiase biliaire, dont l'origine première serait bien différente. Dans l'une, les altérations de la paroi des canaux, l'angiocholite en un mot seraient la cause nécessaire et suffisante de la précipitation de la cholestérine. Dans l'autre, on aurait affaire à une orientation vicieuse des mutations organiques de l'économie, qui aurait pour résultat un chimisme nouveau de la bile, la rendant impropre à conserver la cholestérine en dissolution.

La distinction doit-elle être absolue ? Ne peut-il y avoir, même dans les cas où l'origine de la maladie paraît purement humorale, quelques lésions de l'épithélium des voies biliaires qui favoriseraient l'agglomération des premiers linéaments du calcul ? Il est difficile d'être affirmatif à ce point de vue. Bien d'autres facteurs interviennent sans doute encore dans la lithiase biliaire ; nous les avons passés sous silence, notre étude ne visant qu'un point spécial de la question. Mais on peut dire que tous ces facteurs concourent à un même objet, la production de la stagnation de la bile, condition non négligeable dans l'une et l'autre des théories. Nous tenions seulement à préciser les rapports de l'infection biliaire et de la lithiase. Nous espérons avoir contribué à montrer qu'il existe une lithiase biliaire secondaire à l'infection : l'infection par un agent pathogène variable étant le premier anneau d'une chaîne ininterrompue qui se termine à la formation des calculs, en passant par l'angiocholite, chaîne qui peut se fermer et devenir un cercle, la lithiase une fois produite étant capable de servir de porte d'entrée à une nouvelle infection et à l'envahissement de tout l'organisme.

www.ingramcontent.com/pod-product-compliance
Ingram Content Group UK Ltd.
Pitfield, Milton Keynes, MK11 3LW, UK
UKHW021032220726
13924UKWH00001B/260